LA
´DICATION ARSENICALE

en tant
que méthode de désensibilisation
dans les affections cutanées

Par P. FERREYROLLES (de La Bourboule)

Médecin de l'Hôpital thermal
Lauréat de l'Académie de Médecine

COMMUNICATION A LA SOCIÉTÉ D'HYDROLOGIE
ET DE
CLIMATOLOGIE MÉDICALES DE PARIS

Séance du 7 avril 1924

CAHORS

IMPRIMERIE TYPOGRAPHIQUE COUESLANT
(*Personnel intéressé*)

1924

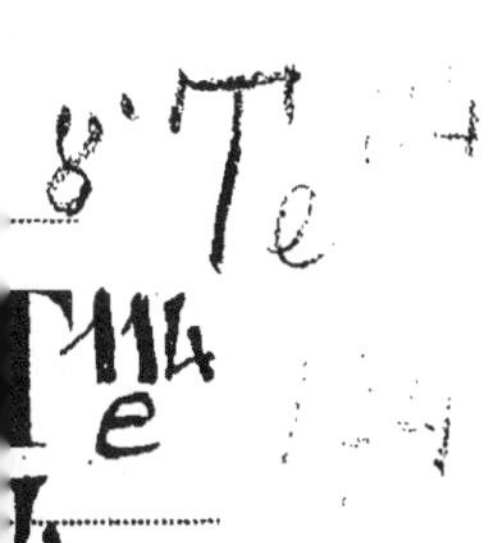

LA MÉDICATION ARSENICALE

en tant que méthode
de désensibilisation dans les affections cutanées

par P. Ferreyrolles (de La Bourboule)
Médecin de l'Hôpital Thermal
Lauréat de l'Académie de Médecine

Je remercie mon excellent ami Flurin de nous avoir exposé d'une façon aussi complète l'utilité du soufre dans le traitement interne des dermatoses, mais j'aurais voulu lui voir serrer le problème d'un peu plus près. Si aujourd'hui surtout à la suite des travaux du Dr Ravaut tout le monde s'accorde à reconnaître enfin que panser sa peau avec des pâtes et des pommades c'est peut-être soulager le malade, mais non le guérir, à revenir aux anciennes traditions de l'école française et à accorder en dermatologie, au traitement interne la première place, il n'en est pas moins vrai que lorsque nous cherchons à appliquer cette thérapeutique nous nous trouvons en présence d'une multitude de drogues, sans qu'il nous soit exposé nulle part avec minutie et précision leur action ou leur posologie, ce qui, convenons-en, a bien son importance. « Tout l'art médical réside dans l'appréciation du mode d'emploi de ces substances si diverses, dans leur posologie, leur mode d'administration, leur adaptation à la maladie et aux sujets traités. Sur ce point, il n'y a aucune règle fixe, le véritable thérapeute est celui qui sait les pressentir et

1 C

les appliquér. » C'est ainsi que s'exprime M. Ravaut dans son rapport au Congrès de Strasbourg. C'est peu lorsque, comme nous, on cherche à bien préciser le choix et les indications d'une station thermale.

Ici nous avons entendu de très nombreuses communications sur l'action des eaux minérales en dermatologie ; beaucoup de stations réclament les dermatoses soit comme indications premières, soit comme indications secondaires, et avec raison, semble-t-il. Point n'est besoin pour cela de faire intervenir le climat, l'altitude, le repos ou le régime; il suffit de savoir que quelques eaux minérales ont d'abord des propriétés communes, quelles que soient leurs caractéristiques chimiques. Lorsque la chimie biologique servait à classer les terrains dermatologiques, les travaux de Desgrez et d'Ayrignac nous ont fait étudier à ce point de vue nos eaux minérales et nous avons pu voir que beaucoup d'entre elles agissaient dans le même sens sur le métabolisme. Aujourd'hui, dit-on, beaucoup de dermatoses ont un socle commun, une perturbation humorale, une modification de terrain ; la pathogénie actuelle veut que ces phénomènes soient dûs à des phénomènes de sensibilisation et soient conditionnés par la diathèse colloïdoclasique du Pr Widal. Les caractères humoraux de cette diathèse colloïdoclasique sont encore bien peu précis, certains sont des témoins d'une extrême banalité, et s'ils nous donnent quelques aperçus sur les phénomènes qui apparaissent en même temps que les accidents cutanés, avouons qu'au point de vue thérapeutique ils ne nous sont d'aucun secours pour le choix du médicament à donner au malade.

Nous savons d'une façon indubitable pourtant que les eaux minérales agissent sur ces états ;

je rappellerai même, ce qui semble aujourd'hui tout à fait oublié, que dès 1909 Billard, à cause justement de cette action des eaux minérales dans certaines maladies chroniques, a pensé que ces états dépendaient de l'anaphylaxie et que les eaux minérales avaient une action anti-anaphylactique, conception que les travaux depuis 15 ans ont montrée exacte.

Mais si nous pouvons désensibiliser certains malades par les eaux minérales, nous savons aussi que nous n'obtenons pas des résultats identiques chez tous nos malades ; et que, si les eaux sulfureuses et les eaux arsenicales désensibilisent certains malades et améliorent leur état, il arrive aussi que l'on constate, à côté de succès brillants, des échecs non moins retentissants dans une même affection, disons le psoriasis par exemple. Les eaux sulfureuses réussissent là où les eaux arsenicales ont échoué, et réciproquement. Ce que je dis du psoriasis peut aussi bien s'appliquer aux eczémas qu'aux prurits qu'à n'importe quelle autre dermatose où interviennent les phénomènes de sensibilisation. Le diagnostic de ces affections cutanées, tel que le conçoit le spécialiste, ne nous donne aucune indication pour le traitement. Cela ne saurait surprendre. M. Brocq a fait admettre, en effet, depuis bien longtemps qu'une seule et même cause morbide agissant sur plusieurs sujets peut provoquer des réactions éminemment dissemblables suivant les sujets, et qu'une même forme éruptive peut être provoquée par les causes occasionnelles les plus diverses chez un sujet prédisposé. Et les causes de dermatose de sensibilisation, sont infiniment variables. Nous citerons encore M. Ravaut : « Nombre d'incidents pathologiques ou même de phénomènes normaux dans l'évolution de l'individu vont servir de point de départ aux troubles humoraux dont dépendent les phénomènes de sensibilisation, injections de sérums thérapeutiques, de vaccinations jennériennes ou bactériennes, peuvent être suivis d'accidents variés; d'autres fois c'est à la suite de maladies infectieuses comme la diphtérie, la rougeole, la scarlatine que se manifestent chez certains malades ces mêmes troubles. De même si certaines substances chimiques paraissent spécialement aptes à reproduire chez certains individus des accidents identiques qui se répètent de la même façon, il en est d'autres qui modifient de telle façon leur état humoral que de ce fait ils deviennent sensibles à beaucoup d'autres. »

Lorsqu'il s'agira par conséquent de désensibiliser le malade, une désensibilisation spécifique, — désensibilisation spécifique sur les heureux résultats de laquelle après les très nombreux travaux publiés tout le monde est d'accord lorsqu'elle est possible —, le problème sera difficile, soit que l'on ne connaisse pas l'agent sensibilisateur, soit que l'on ne puisse pas l'isoler. On a alors pensé à avoir recours à des méthodes de désensibilisation non spécifique, désensibilisation non spécifique à laquelle on a rattaché l'action des eaux minérales ou du moins de certaines d'entre elles.

En dermatologie, comme en médecine générale du reste, la désensibilisation non spécifique est une méthode complexe, difficile, incertaine, d'où de très nombreuses critiques justifiées, nous semble-t-il, car sous ce terme on semble avoir confondu des phénomènes totalement différents. En effet, qu'est-ce que la sensibilisation ? L'individu sensibilisé est, pour M. Ravaut, celui dont l'organisme a acquis sous l'influence répétée d'un antigène la propriété de réagir constamment à des doses qu'il supportait bien autrefois et qui dans les mêmes conditions laissent insensibles des individus normaux. Les phénomènes de sensibilisation sont les manifestations cliniques et humorales qui traduisent cette nouvelle propriété de l'organisme. Les méthodes de désensibilisation sont celles qui ont pour but de faire perdre au malade cette propriété humorale pathologique nouvellement acquise et de lui restituer sa sensibilité normale. Les méthodes de désensibilisation spécifique se font par l'application de la méthode skeptolactique de Besredka et supposent la connaissance parfaite de l'antigène incriminé. Chaque fois que cela est possible il faut y recourir ; lorsque cela est impossible, il faut avoir recours aux méthodes de désensibilisation non spécifique, c'est-à-dire par conséquent chercher à remplacer l'antigène inconnu ou impossible à isoler, par un antigène connu qui reproduirait chez le malade les phénomènes incriminés, et qui administré suivant la même méthode que pour la désensibilisation spécifique ferait également perdre au malade sa propriété humorale pathologique. Par exemple : l'observation publiée dans le *Bulletin médical* du 25 décembre 1920 par MM. Ravaut et Rabaut, d'un cas de désensibilisation et de guérison par l'hyposulfite de soude d'une malade atteinte d'érysipèle récidivant, où le soufre, médicament non spécifique, a pu guérir par désensibilisation une malade que les vaccins spécifiques n'avaient pas réussi à modifier tout en donnant chez cette malade des réactions absolument superposables à celles que donnaient les injections de vaccins spécifiques ;

autre exemple : le malade auquel Billard fait allusion dans son article sur l'asthme du *Journal de Médecins français* à propos d'une injection d'eau de La Bourboule ; autre exemple : la désensibilisation dans l'herpès avec le Rhus toxicodendron, etc..... Mais on a fait en outre rentrer dans les méthodes de désensibilisation non spécique des méthodes qui avaient simplement pour but la neutralisation ou l'élimination de l'antigène spécifique, et c'est pour cela que l'on a employé le carbonate de soude, la solution isotonique de NaCl, l'hyposulfite de soude, des eaux minérales, etc., méthodes qui n'ont rien à faire avec la désensibilisation non spécifique. Voilà ce qui, je crois, a créé la confusion, donné des insuccès et donné lieu à des critiques.

Cette neutralisation par les eaux minérales ne se faisant du reste comme nous l'avons montré avec Billard et Mougeot pour les eaux de La Bourboule et de Royat au Congrès de Médecine de Strasbourg que par leur action régulatrice de l'équilibre lipoïdique de la membrane de Lhermite-Overton.

Mais l'arsenic et les eaux de La Bourboule peuvent aussi agir chez certains sujets comme un désensibilisateur non spécifique cutané. L'arsenic produit chez certains sujets des éruptions variées, la toxicologie arsenicale limitée à des manifestations cutanées est à ce point de vue intéressante. Enumérer l'histoire complète de ces troubles et toutes les observations isolées que contient la littérature médicale serait fastidieux. Si nous laissons de côté toutes les éruptions locales dûes au contact de l'arsenic sur la peau pour ne nous occuper que des lésions dûes à l'élimination de l'arsenic qui a été introduit dans l'organisme, nous voyons que ces troubles varient dans leur existence, leur intensité et leurs formes, suivant les sujets qui absorbent le poison. Chez certains la réaction est rapide ou lente, chez d'autres la peau reste indemne bien que le contact toxique puisse être prouvé par l'analyse chimique des tissus ou des sécrétions. Chez d'autres on a observé, ou plutôt, car il faut convaincre M. Veyrières, les dermatologistes les plus compétents ont observé des érythèmes, des papules, des vésicules, des bulles, des pustules, des ulcérations, de la mélanodermie, de la kératose, des œdèmes, etc... en somme des lésions qui ressemblent à n'importe quelle affection de la peau. Preuves cliniques de l'action de l'arsenic sur la peau aussi indiscutables que celles fournies par le laboratoire.

Mais il s'agit encore une fois et toujours *de sujets prédisposés*, et suivant que cette prédisposition est plus ou moins grande, la dose d'arsenic incriminée sera plus ou moins faible. Ex. : le malade du Pr Widal qui, avant d'être sensibilisé à l'émétine, faisait des poussées de dermite sous l'influence de doses infinitésimales de cacodylate de soude. On pourrait peut-être en dire autant du soufre en recherchant les accidents cutanés de la toxicologie par le soufre.

Or il se trouve précisément que la clinique prouve que la prédisposition de certains malades à faire des réactions sous-cutanées, et je dis quel que soit le type de cette affection cutanée, peut être modifiée et même disparaître sous l'action de la médication arsenicale ou soufrée prolongée. Point n'est besoin pour cela de grosses doses — doses alimentaires, dit M. Veyrières.

Du reste lorsqu'on se rappelle les doses de carbonate de soude employées par M. Belin de Tours dans ses expériences publiées à la Société de Biologie, les travaux du Pr Richet : « De toutes ces expériences se dégage, disait-il, la conclusion bien importante au point de vue thérapeutique, c'est qu'on emploie probablement pour les injections des doses trop fortes. Cette efficacité des faibles quantités de solution donne à réfléchir. Il est indifférent d'injecter 1 cc. de plasma ou 1 cc. de liquide ne contenant qu'une 10.000 partie de plasma musculaire. Et pour provoquer une immunité il a suffi de doses prodigieusement faibles, tellement faibles que j'ai longtemps hésité à y croire. Mais en multipliant mes expériences j'ai dû me rendre à l'évidence. Peut-être les médecins trouveront-ils là matière à réflexion et essayeront-ils d'obtenir de grands effets avec de petites causes. » Peut-être est-ce à ces faibles doses de médicament que nous voyons réussir les cures thermales là où la pharmacopée a échoué, à l'état de la matière beaucoup plus qu'à la quantité de la matière.

Ajoutons que les effets d'un médicament, lorsqu'on le croit indiqué, sont bons, mauvais ou nuls. Ces derniers ne nous intéressent pas, ils prouvent simplement à notre avis que l'agent désensibilisateur que l'on croyait spécifique ne l'était pas. Les résultats bons ou mauvais sont seuls à retenir, pour nous ils sont de même ordre: affaire de degré; ils prouvent une réaction de l'organisme contre l'élément étranger, réaction jugée bonne et curative lorsque l'organisme est capable de la faire sans dommage apparent avec guérison lorsqu'elle est terminée, mauvaise lorsque la réaction de l'organisme est trop forte et que le malade se trouve aggravé par cette réaction et s'en remet difficilement, aggravation passagère à la suite de laquelle ses manifestations seront améliorées. Eviter le résultat mauvais est chose relativement aisée : choisir la dose de son médicament désensibilisateur d'abord ou employer auparavant les méthodes de neutralisation ou d'élimination, par exemple une cure hydrominérale appropriée.

Ceci pour montrer l'importance qu'il y a à interpréter l'action d'un médicament, à étudier de très près la posologie dans la thérapeutique dite de désensibilisation, l'importance du moment de la répétition de la dose qui ne devrait se faire que lorsque l'action de la première dose est terminée. Ce sujet mérite un développement, nous y reviendrons ultérieurement. Mais revenons après ces quelques digressions que nous avons cru nécessaires à notre sujet.

Nous disions que nulle part on ne nous donne les précisions nous permettant de reconnaître à l'avance les prédispositions particulières des malades sujets à des affections de la peau sous l'influence du soufre ou de l'arsenic et par conséquent qui peuvent être désensibilisés avec succès par le soufre ou l'arsenic. La connaissance de la cause étiologique qui nous permettrait une désensibilisation spécifique ne nous aide guère, si la Σ héréditaire est parfois à la base de certains états, ce que l'on dit de la Σ peut être dit de toutes les causes énumérées par M. Ravaut, je dirai même que le plus souvent à la base du terrain dermatologique se trouve une association de différents états pathologiques, et étant donné que dans de nombreux cas il sera impossible de faire (autrement que par l'auto-hémothérapie peut-être) une désensibilisation spécifique, c'est à une méthode de désensibilisation non spécifique que l'on devra avoir recours ; tout le problème consistera à choisir le médicament qui administré à faibles doses sera indiqué chez tel ou tel sujet. Les méthodes de laboratoire ne nous donnent jusqu'ici aucune indication précise. L'examen des signes objectifs nous montrera parfois, suivant que l'attention sera attirée de tel ou tel côté, des insuffisances hépatiques, rénales, intestinales ou des altérations de la fonction des glandes endocrines. Nous pensons que toute cette symptomatologie objective n'est pas la cause de la dermatose mais coexiste avec la dermatose sous l'influence de la même cause. On pourrait en citer des exemples nombreux ; souvent aussi nous ne trouvons rien et c'est le cas le plus fréquent. Le malade se présente à nous avec une lésion de sa peau et surtout des signes subjectifs, tellement variés, semble-t-il, que l'on a renoncé à notre connaissance à les classer, et pourtant ils peuvent nous rendre grand service dans le choix de notre médicament. Certains prurigineux, par exemple, sont d'un type floride, ont la peau grasse, se grattent et saignent facilement, sont soulagés par le grattage, par les applications froides, ces malades se découvrent, ont toujours trop chaud, d'autres, au contraire, sont pâles, ont la peau sèche, sont frileux, ne saignent jamais par le grattage, voient leur prurit aggravé par le grattage, ne sont soulagés que par des applications très chaudes; les premiers me semblent améliorés par le soufre, les seconds par l'arsenic. Eh bien, nous pourrions, par exemple, nous qui n'appliquons aux cures thermales qu'un seul médicament interne toujours le même, chercher quels sont les malades qui réagissent le mieux à nos eaux, ceux qui font des poussées ; la réaction d'Herxheimer nous fournira lorsqu'elle aura lieu de précieuses indications. Flurin a insisté une fois de plus ici sur cette réaction l'an dernier, nous pourrions créer une sorte de typologie de nos malades et donner à nos confrères pour le choix de nos stations un procédé commode de diagnostic médicamenteux. Je propose à mon ami Flurin, et à nos confrères qui l'été soignent des dermatoses, d'étudier les signes subjectifs présentés par les malades qui leur sont confiés ; j'en ferai autant à La Bourboule et leur donne rendez-vous ici l'an prochain pour essayer tous ensemble de mieux préciser les indications de nos eaux.

CAHORS, IMP. COUESLANT (*personnel intéressé*). — 29.298